RECETAS DE LA COCINA INDIA 2021

FÁCIL DE HACER RECETAS DE LA TRADICIÓN INDIA

ANA CAROLINA NANDEZ

Tabla de contenido

Zunka 11
    Ingredientes 11
    Método 12
Nabo al curry 13
    Ingredientes 13
    Método 14
Chhaner Dhalna 15
    Ingredientes 15
    Método 16
Maíz con Coco 17
    Ingredientes 17
    Para la pasta de coco: 17
    Método 18
Pimiento Verde con Patata 19
    Ingredientes 19
    Método 20
Guisantes picantes con patatas 21
    Ingredientes 21
    Método 22
Las setas salteadas 23
    Ingredientes 23
    Método 23
Champiñones picantes con maíz baby 24

- Ingredientes 24
- Método 25
- Coliflor Picante Seca 26
  - Ingredientes 26
  - Método 27
- Curry de champiñones 28
  - Ingredientes 28
  - Método 29
- Baingan Bharta 30
  - Ingredientes 30
  - Método 31
- Hyderabadi vegetal 32
  - Ingredientes 32
  - Para la mezcla de especias: 32
  - Método 33
- Kaddu Bhaji* 34
  - Ingredientes 34
  - Método 35
- Muthia nu Shak 36
  - Ingredientes 36
  - Método 37
- Calabaza Koot 38
  - Ingredientes 38
  - Método 39
- Rassa 40
  - Ingredientes 40
  - Método 41

- Doodhi Manpasand 42
  - Ingredientes 42
  - Método 43
- Tomate Chokha 44
  - Ingredientes 44
  - Método 44
- Baingan Chokha 45
  - Ingredientes 45
  - Método 46
- Curry de coliflor y guisantes 47
  - Ingredientes 47
  - Método 47
- Aloo Methi ki Sabzi 48
  - Ingredientes 48
  - Método 48
- Sweet & Sour Karela 49
  - Ingredientes 49
  - Método 50
- Karela Koshimbir 51
  - Ingredientes 51
  - Método 52
- Curry de Karela 53
  - Ingredientes 53
  - Método 54
- Coliflor de Chile 55
  - Ingredientes 55
  - Método 55

Curry de nuez 56
    Ingredientes 56
    Método 57
Daikon deja Bhaaji.. 58
    Ingredientes 58
    Método 58
Chhole Aloo 59
    Ingredientes 59
    Método 60
Curry de maní 61
    Ingredientes 61
    Método 62
Frijoles Upkari 63
    Ingredientes 63
    Método 63
Karatey Ambadey 64
    Ingredientes 64
    Método 65
Kadhai Paneer 66
    Ingredientes 66
    Método 66
Kathirikkai Vangi 67
    Ingredientes 67
    Método 68
Pitla 69
    Ingredientes 69
    Método 70

Coliflor Masala 71
    Ingredientes 71
    Para la salsa: 71
    Método 72
Shukna Kacha Pepe 73
    Ingredientes 73
    Método 74
Okra seco 75
    Ingredientes 75
    Método 75
Coliflor Moghlai 76
    Ingredientes 76
    Método 76
Bhapa Shorshe Baingan 77
    Ingredientes 77
    Método 78
Verduras al horno en salsa picante 79
    Ingredientes 79
    Método 80
Tofu sabroso 81
    Ingredientes 81
    Método 81
Aloo Baingan 82
    Ingredientes 82
    Método 83
Curry de guisantes dulces 84
    Ingredientes 84

Método	85
Curry de calabaza y patata	86
Ingredientes	86
Método	87
Egg Thoran	88
Ingredientes	88
Método	89
Baingan Lajawab	90
Ingredientes	90
Método	91
Veggie Bahar	92
Ingredientes	92
Método	93
Verduras Rellenas	94
Ingredientes	94
Para el llenado:	94
Método	95
Singhi Aloo	96
Ingredientes	96
Método	96
Curry sindhi	97
Ingredientes	97
Método	98
Gulnar Kofta	99
Ingredientes	99
Para la mezcla de especias:	99
Método	100

Paneer Korma 101
    Ingredientes 101
    Método 102
Patatas Chutney 103
    Ingredientes 103
    Método 104
Lobia 105
    Ingredientes 105
    Método 106
Vegetal Khatta Meetha 107
    Ingredientes 107
    Método 108
Dahiwale Chhole 109
    Ingredientes 109
    Método 110
Teekha Papad Bhaji* 111
    Ingredientes 111
    Método 111

Zunka

(Curry de harina de gramo picante)

Para 4 personas

Ingredientes

750g / 1lb 10oz besan*, asado seco

400ml / 14fl oz de agua

4 cucharadas de aceite vegetal refinado

½ cucharadita de semillas de mostaza

½ cucharadita de semillas de comino

½ cucharadita de cúrcuma

3-4 chiles verdes, cortados a lo largo

10 dientes de ajo machacados

3 cebollas pequeñas, finamente picadas

1 cucharadita de pasta de tamarindo

Sal al gusto

Método

- Mezcle el besan con suficiente agua para formar una pasta espesa. Dejar de lado.

- Calentar el aceite en una cacerola. Agrega las semillas de mostaza y comino. Déjelos chisporrotear durante 15 segundos. Agrega los ingredientes restantes. Freír por un minuto. Agregue la pasta de besan y revuelva continuamente a fuego lento hasta que espese. Servir caliente.

Nabo al curry

Para 4 personas

Ingredientes

3 cucharaditas de semillas de amapola

3 cucharaditas de semillas de sésamo

3 cucharaditas de semillas de cilantro

3 cucharaditas de coco fresco rallado

125 g / 4½ oz de yogur

120ml / 4fl oz de aceite vegetal refinado

2 cebollas grandes, finamente picadas

1½ cucharadita de chile en polvo

1 cucharadita de pasta de jengibre

1 cucharadita de pasta de ajo

400 g de nabos picados

Sal al gusto

Método

- Ase en seco las semillas de amapola, sésamo y cilantro y el coco durante 1-2 minutos. Moler hasta obtener una pasta.

- Batir esta pasta con el yogur. Dejar de lado.

- Calentar el aceite en una cacerola. Agrega los ingredientes restantes. Fríelos a fuego medio durante 5 minutos. Agrega la mezcla de yogur. Cocine a fuego lento durante 7-8 minutos. Servir caliente.

Chhaner Dhalna

(Panel de estilo bengalí)

Para 4 personas

Ingredientes

2 cucharadas de aceite de mostaza más extra para freír

Paneer de 225 g / 8 oz*, cortado en cubitos

2,5 cm / 1 pulgada de canela

3 vainas de cardamomo verde

4 dientes

½ cucharadita de semillas de comino

1 cucharadita de cúrcuma

2 papas grandes, cortadas en cubitos y fritas

½ cucharadita de chile en polvo

2 cucharaditas de azúcar

Sal al gusto

250ml / 8fl oz de agua

2 cucharadas de hojas de cilantro picadas

Método

- Calentar el aceite para freír en una sartén. Añadir el paneer y freír a fuego medio hasta que se doren. Escurrir y reservar.

- Calentar el aceite restante en una cacerola. Agrega el resto de ingredientes, excepto el agua y las hojas de cilantro. Freír durante 2-3 minutos.

- Agrega el agua. Cocine a fuego lento durante 7-8 minutos. Agregue el paneer. Cocine a fuego lento durante 5 minutos más. Adorna con las hojas de cilantro. Servir caliente.

Maíz con Coco

Para 4 personas

Ingredientes

2 cucharadas de ghee

600 g / 1 lb 5 oz de granos de maíz, cocidos

1 cucharadita de azucar

1 cucharadita de sal

10 g / ¼ oz de hojas de cilantro, finamente picadas

Para la pasta de coco:

50g / 1¾oz de coco fresco rallado

3 cucharadas de semillas de amapola

1 cucharadita de semillas de cilantro

Raíz de jengibre de 2,5 cm / 1 pulgada, en juliana

3 chiles verdes

125 g / 4½ oz de maní

Método

- Muela todos los ingredientes para la pasta de coco. Calentar el ghee en una sartén. Agrega la pasta y fríe durante 4-5 minutos, revolviendo continuamente.

- Agrega el maíz, el azúcar y la sal. Cocine a fuego lento durante 4-5 minutos.

- Adorna con las hojas de cilantro. Servir caliente.

Pimiento Verde con Patata

Para 4 personas

Ingredientes

2 cucharadas de aceite vegetal refinado

1 cucharadita de semillas de comino

10 dientes de ajo finamente picados

3 papas grandes, cortadas en cubitos

2 cucharaditas de cilantro molido

1 cucharadita de comino molido

½ cucharadita de cúrcuma

½ cucharadita de amchoor*

½ cucharadita de garam masala

Sal al gusto

3 pimientos verdes grandes, cortados en juliana

3 cucharadas de hojas de cilantro picadas

Método

- Calentar el aceite en una cacerola. Agrega las semillas de comino y el ajo. Freír durante 30 segundos.

- Agrega el resto de ingredientes, excepto los pimientos y las hojas de cilantro. Sofreír a fuego medio durante 5-6 minutos.

- Agrega los pimientos. Sofreír a fuego lento durante 5 minutos más. Adorna con las hojas de cilantro. Servir caliente.

Guisantes picantes con patatas

Para 4 personas

Ingredientes

2 cucharadas de aceite vegetal refinado

1 cucharadita de pasta de jengibre

1 cebolla grande, finamente picada

2 papas grandes, cortadas en cubitos

500 g / 1 lb 2 oz de guisantes enlatados

½ cucharadita de cúrcuma

Sal al gusto

½ cucharadita de garam masala

2 tomates grandes, cortados en cubitos

½ cucharadita de chile en polvo

1 cucharadita de azucar

1 cucharada de hojas de cilantro picadas

Método

- Calentar el aceite en una cacerola. Agrega la pasta de jengibre y la cebolla. Fríelos hasta que la cebolla esté traslúcida.

- Agrega los ingredientes restantes, excepto las hojas de cilantro. Mezclar bien. Cubra con una tapa y cocine a fuego lento durante 10 minutos.

- Adorna con las hojas de cilantro. Servir caliente.

Las setas salteadas

Para 4 personas

Ingredientes

2 cucharadas de aceite vegetal refinado

4 chiles verdes, cortados a lo largo

8 dientes de ajo machacados

100 g / 3½ oz de pimientos verdes, en rodajas

400 g / 14 oz de champiñones, en rodajas

Sal al gusto

½ cucharadita de pimienta negra molida gruesa

25g / escasa 1 oz de hojas de cilantro, picadas

Método

- Calentar el aceite en una sartén. Agrega las guindillas, el ajo y los pimientos verdes. Fríelos a fuego medio durante 1-2 minutos.

- Agrega los champiñones, la sal y la pimienta. Mezclar bien. Saltear a fuego medio hasta que estén tiernos. Adorna con las hojas de cilantro. Servir caliente.

Champiñones picantes con maíz baby

Para 4 personas

Ingredientes

2 cucharadas de aceite vegetal refinado

1 cucharadita de semillas de comino

2 hojas de laurel

1 cucharadita de pasta de jengibre

2 chiles verdes finamente picados

1 cebolla grande, finamente picada

200 g / 7 oz de champiñones, cortados a la mitad

8-10 callos tiernos, picados

125 g / 4½ oz de puré de tomate

½ cucharadita de cúrcuma

Sal al gusto

½ cucharadita de garam masala

½ cucharadita de azúcar

10 g / ¼ oz de hojas de cilantro, picadas

Método

- Calentar el aceite en una cacerola. Agrega las semillas de comino y las hojas de laurel. Déjelos chisporrotear durante 15 segundos.

- Agrega la pasta de jengibre, los chiles verdes y la cebolla. Saltee durante 1-2 minutos.

- Agrega los ingredientes restantes, excepto las hojas de cilantro. Mezclar bien. Cubra con una tapa y cocine a fuego lento durante 10 minutos.

- Adorna con las hojas de cilantro. Servir caliente.

Coliflor Picante Seca

Para 4 personas

Ingredientes

750g / 1lb 10oz de cogollos de coliflor

Sal al gusto

Pizca de cúrcuma

4 hojas de laurel

750ml / 1¼ pintas de agua

2 cucharadas de aceite vegetal refinado

4 dientes

4 vainas de cardamomo verde

1 cebolla grande, en rodajas

1 cucharadita de pasta de jengibre

1 cucharadita de pasta de ajo

1 cucharadita de garam masala

½ cucharadita de chile en polvo

¼ de cucharadita de pimienta negra molida

10 anacardos, molidos

2 cucharadas de yogur

3 cucharadas de puré de tomate

3 cucharadas de mantequilla

60ml / 2fl oz de nata líquida

Método

- Cuece la coliflor con la sal, la cúrcuma, el laurel y el agua en un cazo a fuego medio durante 10 minutos. Escurrir y disponer los floretes en una fuente refractaria. Dejar de lado.

- Calentar el aceite en una cacerola. Agrega los clavos y el cardamomo. Déjelos chisporrotear durante 15 segundos.

- Agrega la cebolla, la pasta de jengibre y la pasta de ajo. Freír por un minuto.

- Agrega el garam masala, la guindilla en polvo, la pimienta y los anacardos. Freír durante 1-2 minutos.

- Agrega el yogur y el puré de tomate. Mezclar bien. Agrega la mantequilla y la nata. Revuelva por un minuto. Retirar del fuego.

- Vierta esto sobre los floretes de coliflor. Hornee a 150 ° C (300 ° F, Gas Mark 2) en un horno precalentado durante 8-10 minutos. Servir caliente.

Curry de champiñones

Para 4 personas

Ingredientes

3 cucharadas de aceite vegetal refinado

2 cebollas grandes, ralladas

1 cucharadita de pasta de jengibre

1 cucharadita de pasta de ajo

½ cucharadita de cúrcuma

1 cucharadita de chile en polvo

1 cucharadita de cilantro molido

400 g / 14 oz de champiñones, en cuartos

200 g / 7 oz de guisantes

2 tomates, finamente picados

½ cucharadita de garam masala

Sal al gusto

20 nueces de anacardo, molidas

240ml / 6fl oz de agua

Método

- Calentar el aceite en una cacerola. Agrega las cebollas. Fríelos hasta que estén dorados.

- Agrega la pasta de jengibre, la pasta de ajo, la cúrcuma, la guindilla en polvo y el cilantro molido. Saltea a fuego medio por un minuto.

- Agrega los ingredientes restantes. Mezclar bien. Cubra con una tapa y cocine a fuego lento durante 8-10 minutos. Servir caliente.

Baingan Bharta

(Berenjena asada)

Para 4 personas

Ingredientes

- 1 berenjena grande
- 3 cucharadas de aceite vegetal refinado
- 1 cebolla grande, finamente picada
- 3 chiles verdes, cortados a lo largo
- ¼ de cucharadita de cúrcuma
- Sal al gusto
- ½ cucharadita de garam masala
- 1 tomate, finamente picado

Método

- Perforar la berenjena por todas partes con un tenedor y asar durante 25 minutos. Una vez que se haya enfriado, deseche la piel asada y triture la pulpa. Dejar de lado.

- Calentar el aceite en una cacerola. Agrega la cebolla y los chiles verdes. Freír a fuego medio durante 2 minutos.

- Agrega la cúrcuma, la sal, el garam masala y el tomate. Mezclar bien. Freír durante 5 minutos. Agrega el puré de berenjena. Mezclar bien.

- Cocine a fuego lento durante 8 minutos, revolviendo de vez en cuando. Servir caliente.

Hyderabadi vegetal

Para 4 personas

Ingredientes

2 cucharadas de aceite vegetal refinado

½ cucharadita de semillas de mostaza

1 cebolla grande, finamente picada

400 g / 14 oz de verduras mixtas congeladas

½ cucharadita de cúrcuma

Sal al gusto

Para la mezcla de especias:

2,5 cm / 1 pulgada de raíz de jengibre

8 dientes de ajo

2 dientes

2,5 cm / 1 pulgada de canela

1 cucharadita de semillas de fenogreco

3 chiles verdes

4 cucharadas de coco fresco rallado

10 anacardos

Método

- Muele todos los ingredientes de la mezcla de especias juntos. Dejar de lado.

- Calentar el aceite en una cacerola. Agrega las semillas de mostaza. Déjelos chisporrotear durante 15 segundos. Agrega la cebolla y sofríe hasta que se dore.

- Agregue los ingredientes restantes y la mezcla de especias molidas. Mezclar bien. Cocine a fuego lento durante 8-10 minutos. Servir caliente.

Kaddu Bhaji*

(Calabaza Roja Seca)

Para 4 personas

Ingredientes

3 cucharadas de aceite vegetal refinado

½ cucharadita de semillas de comino

¼ de cucharadita de semillas de fenogreco

600 g / 1 lb 5 oz de calabaza, en rodajas finas

Sal al gusto

½ cucharadita de comino molido tostado

½ cucharadita de chile en polvo

¼ de cucharadita de cúrcuma

1 cucharadita de amchoor*

1 cucharadita de azucar

Método

- Calentar el aceite en una cacerola. Agrega el comino y las semillas de fenogreco. Déjelos chisporrotear durante 15 segundos. Agrega la calabaza y la sal. Mezclar bien. Cubra con una tapa y cocine a fuego medio durante 8 minutos.

- Destape y triture ligeramente con el dorso de una cuchara. Agrega los ingredientes restantes. Mezclar bien. Cocine por 5 minutos. Servir caliente.

Muthia nu Shak

(Albóndigas de Fenogreco en Salsa)

Para 4 personas

Ingredientes

200 g / 7 oz de hojas frescas de fenogreco, finamente picadas

Sal al gusto

125 g / 4½ oz de harina integral

125 g / 4½ oz de besan*

2 chiles verdes finamente picados

1 cucharadita de pasta de jengibre

3 cucharaditas de azúcar

Jugo de 1 limón

½ cucharadita de garam masala

½ cucharadita de cúrcuma

Pizca de bicarbonato de sodio

3 cucharadas de aceite vegetal refinado

½ cucharadita de semillas de ajowan

½ cucharadita de semillas de mostaza

Pizca de asafétida

250ml / 8fl oz de agua

Método

- Mezclar las hojas de fenogreco con la sal. Dejar reposar durante 10 minutos. Exprime la humedad.

- Mezclar las hojas de fenogreco con la harina, besan, chiles verdes, pasta de jengibre, azúcar, jugo de limón, garam masala, cúrcuma y bicarbonato de sodio. Amasar hasta obtener una masa suave.

- Dividir la masa en 30 bolas del tamaño de una nuez. Aplanar ligeramente para formar las muthias. Dejar de lado.

- Calentar el aceite en una cacerola. Agregue las semillas de ajowan, mostaza y asafétida. Déjelos chisporrotear durante 15 segundos.

- Agrega las muthias y el agua.

- Cubra con una tapa y cocine a fuego lento durante 10-15 minutos. Servir caliente.

Calabaza Koot

(Calabaza al Curry de Lentejas)

Para 4 personas

Ingredientes

50g / 1¾oz de coco fresco rallado

1 cucharadita de semillas de comino

2 chiles rojos

150 g / 5½ oz de mung dhal*, remojado durante 30 minutos y escurrido

2 cucharadas de chana dhal*

Sal al gusto

500ml / 16fl oz de agua

2 cucharadas de aceite vegetal refinado

250 g / 9 oz de calabaza, cortada en cubitos

¼ de cucharadita de cúrcuma

Método

- Muele el coco, las semillas de comino y los chiles rojos hasta obtener una pasta. Dejar de lado.

- Mezclar los dhals con la sal y el agua. Cocina esta mezcla en una cacerola a fuego medio durante 40 minutos. Dejar de lado.

- Calentar el aceite en una cacerola. Agrega la calabaza, la cúrcuma, los dhals hervidos y la pasta de coco. Mezclar bien. Cocine a fuego lento durante 10 minutos. Servir caliente.

Rassa

(Coliflor y Guisantes en Salsa)

Para 4 personas

Ingredientes

2 cucharadas de aceite vegetal refinado más extra para freír

250g / 9oz de cogollos de coliflor

2 cucharadas de coco fresco rallado

Jengibre de raíz de 1 cm / ½ pulgada, triturado

4-5 chiles verdes, cortados a lo largo

2-3 tomates, finamente picados

400 g / 14 oz de guisantes congelados

1 cucharadita de azucar

Sal al gusto

Método

- Calentar el aceite para freír en una cacerola. Agrega la coliflor. Freír a fuego medio hasta que se doren. Escurrir y reservar.
- Moler el coco, el jengibre, los chiles verdes y los tomates. Caliente 2 cucharadas de aceite en una cacerola. Agrega esta pasta y fríe durante 1-2 minutos.
- Agrega la coliflor y el resto de ingredientes. Mezclar bien. Cocine a fuego lento durante 4-5 minutos. Servir caliente.

Doodhi Manpasand

(Calabaza de botella en salsa)

Para 4 personas

Ingredientes

3 cucharadas de aceite vegetal refinado

3 chiles rojos secos

1 cebolla grande, finamente picada

500g / 1lb 2oz botella de calabaza*, Cortado

¼ de cucharadita de cúrcuma

2 cucharaditas de cilantro molido

1 cucharadita de comino molido

½ cucharadita de chile en polvo

½ cucharadita de garam masala

Jengibre de raíz de 2,5 cm / 1 pulgada, finamente picado

2 tomates, finamente picados

1 pimiento verde, sin corazón, sin semillas y finamente picado

Sal al gusto

2 cucharaditas de hojas de cilantro, finamente picadas

Método

- Calentar el aceite en una cacerola. Freír los chiles rojos y la cebolla durante 2 minutos.
- Agrega los ingredientes restantes, excepto las hojas de cilantro. Mezclar bien. Cocine a fuego lento durante 5-7 minutos. Adorna con las hojas de cilantro. Servir caliente.

Tomate Chokha

(Compota de tomate)

Para 4 personas

Ingredientes

6 tomates grandes

2 cucharadas de aceite vegetal refinado

1 cebolla grande, finamente picada

8 dientes de ajo finamente picados

1 guindilla verde finamente picada

½ cucharadita de chile en polvo

10 g / ¼ oz de hojas de cilantro, finamente picadas

Sal al gusto

Método

- Asa los tomates durante 10 minutos. Pelar y triturar hasta obtener una pulpa. Dejar de lado.
- Calentar el aceite en una cacerola. Agrega la cebolla, el ajo y la guindilla verde. Freír durante 2-3 minutos. Agrega los ingredientes restantes y la pulpa de tomate. Mezclar bien. Cubra con una tapa y cocine por 5-6 minutos. Servir caliente.

Baingan Chokha

(Compota de berenjena)

Para 4 personas

Ingredientes

1 berenjena grande

2 cucharadas de aceite vegetal refinado

1 cebolla pequeña picada

8 dientes de ajo finamente picados

1 guindilla verde finamente picada

1 tomate, finamente picado

60 g / 2 oz de granos de maíz, hervidos

10 g / ¼ oz de hojas de cilantro, finamente picadas

Sal al gusto

Método

- Pincha la berenjena por todas partes con un tenedor. Ase a la parrilla durante 10-15 minutos. Pelar y triturar hasta obtener una pulpa. Dejar de lado.
- Calentar el aceite en una cacerola. Agrega la cebolla, el ajo y la guindilla verde. Fríelos a fuego medio durante 5 minutos.
- Agrega el resto de ingredientes y la pulpa de berenjena. Mezclar bien. Cocine por 3-4 minutos. Servir caliente.

Curry de coliflor y guisantes

Para 4 personas

Ingredientes

3 cucharadas de aceite vegetal refinado

¼ de cucharadita de cúrcuma

3 chiles verdes, cortados a lo largo

1 cucharadita de cilantro molido

Jengibre de raíz de 2,5 cm / 1 pulgada, rallado

250g / 9oz de cogollos de coliflor

400 g / 14 oz de guisantes verdes frescos

60ml / 2fl oz de agua

Sal al gusto

1 cucharada de hojas de cilantro finamente picadas

Método

- Calentar el aceite en una cacerola. Agrega la cúrcuma, los chiles verdes, el cilantro molido y el jengibre. Freír a fuego medio durante un minuto.
- Agrega los ingredientes restantes, excepto las hojas de cilantro. Mezclar bien a fuego lento durante 10 minutos.
- Adorna con las hojas de cilantro. Servir caliente.

Aloo Methi ki Sabzi

(Curry de patata y fenogreco)

Para 4 personas

Ingredientes

100 g / 3½ oz de hojas de fenogreco, picadas

Sal al gusto

4 cucharadas de aceite vegetal refinado

1 cucharadita de semillas de comino

5-6 chiles verdes

¼ de cucharadita de cúrcuma

Pizca de asafétida

6 papas grandes, hervidas y picadas

Método

- Mezclar las hojas de fenogreco con la sal. Dejar reposar durante 10 minutos.
- Calentar el aceite en una cacerola. Agregue las semillas de comino, los chiles y la cúrcuma. Déjelos chisporrotear durante 15 segundos.
- Agrega los ingredientes restantes y las hojas de fenogreco. Mezclar bien. Cocine durante 8-10 minutos a fuego lento. Servir caliente.

Sweet & Sour Karela

Para 4 personas

Ingredientes

500 g / 1 lb 2 oz de calabazas amargas*

Sal al gusto

750ml / 1¼ pintas de agua

Jengibre de raíz de 1 cm / ½ pulgada

10 dientes de ajo

4 cebollas grandes, picadas

4 cucharadas de aceite vegetal refinado

Pizca de asafétida

½ cucharadita de cúrcuma

1 cucharadita de cilantro molido

1 cucharadita de comino molido

1 cucharadita de pasta de tamarindo

2 cucharadas de azúcar moreno*, rallado

Método

- Pela las calabazas amargas. Cortarlos en rodajas y sumergirlos en agua con sal durante 1 hora. Enjuague y exprima el exceso de agua. Lavar y reservar.
- Muele el jengibre, el ajo y la cebolla hasta obtener una pasta. Dejar de lado.
- Calentar el aceite en una cacerola. Agrega la asafétida. Deje que chisporrotee durante 15 segundos. Agrega la pasta de jengibre y cebolla y el resto de ingredientes. Mezclar bien. Freír durante 3-4 minutos. Agrega las calabazas amargas. Mezclar bien. Cubra con una tapa y cocine a fuego lento durante 8-10 minutos. Servir caliente.

Karela Koshimbir

(Calabaza amarga triturada crujiente)

Para 4 personas

Ingredientes

500 g / 1 lb 2 oz de calabazas amargas*, pelado

Sal al gusto

Aceite vegetal refinado para freír

2 cebollas medianas, picadas

50g / 1¾oz de hojas de cilantro, picadas

3 chiles verdes finamente picados

½ coco fresco, rallado

1 cucharada de jugo de limón

Método

- Corta las calabazas amargas. Frote la sal sobre ellos y déjelos reposar durante 2-3 horas.
- Calentar el aceite en una cacerola. Agregue las calabazas amargas y fría a fuego medio hasta que estén doradas y crujientes. Escurrir, enfriar un poco y triturar con los dedos.
- Mezcle los ingredientes restantes en un bol. Agrega las calabazas y sírvelas mientras aún estén calientes.

Curry de Karela

(Curry de calabaza amarga)

Para 4 personas

Ingredientes

½ coco

2 chiles rojos

1 cucharadita de semillas de comino

3 cucharadas de aceite vegetal refinado

1 pizca de asafétida

2 cebollas grandes, finamente picadas

2 chiles verdes finamente picados

Sal al gusto

½ cucharadita de cúrcuma

500 g / 1 lb 2 oz de calabazas amargas*, pelado y picado

2 tomates, finamente picados

Método

- Rallar la mitad del coco y picar el resto. Dejar de lado.
- Asado seco el coco rallado, las guindillas rojas y las semillas de comino. Enfriar y triturar hasta obtener una pasta fina. Dejar de lado.
- Calentar el aceite en una sartén. Agrega la asafétida, la cebolla, los chiles verdes, la sal, la cúrcuma y el coco picado. Freír durante 3 minutos, revolviendo con frecuencia.
- Agregue las calabazas amargas y los tomates. Cocine por 3-4 minutos.
- Agrega la pasta de coco molida. Cocine por 5-7 minutos y sirva caliente.

Coliflor de Chile

Para 4 personas

Ingredientes

3 cucharadas de aceite vegetal refinado

Jengibre de raíz de 5 cm / 2 pulgadas, finamente picado

12 dientes de ajo finamente picados

1 coliflor, picada en floretes

5 chiles rojos, cortados en cuartos y sin semillas

6 cebolletas, cortadas por la mitad

3 tomates, blanqueados y picados

Sal al gusto

Método

- Calentar el aceite en una cacerola. Agrega el jengibre y el ajo. Freír a fuego medio durante un minuto.
- Agrega la coliflor y los chiles rojos. Sofreír durante 5 minutos.
- Agrega los ingredientes restantes. Mezclar bien. Cocine a fuego lento durante 7-8 minutos. Servir caliente.

Curry de nuez

Para 4 personas

Ingredientes

4 cucharadas de ghee

10 g / ¼ oz de anacardos

10 g / ¼ oz de almendras blanqueadas

10-12 cacahuetes

5-6 pasas

10 pistachos

10 nueces picadas

Jengibre de raíz de 2,5 cm / 1 pulgada, rallado

6 dientes de ajo machacados

4 cebollas pequeñas, finamente picadas

4 tomates, finamente picados

4 dátiles, sin semillas y en rodajas

½ cucharadita de cúrcuma

125 g / 4½ oz de khoya*

1 cucharadita de garam masala

Sal al gusto

75g / 2½ queso cheddar rallado

1 cucharada de hojas de cilantro picadas

Método

- Calentar el ghee en una sartén. Agrega todas las nueces y fríelas a fuego medio hasta que se doren. Escurrir y reservar.
- En el mismo ghee, sofreír el jengibre, el ajo y la cebolla hasta que se doren.
- Agrega las nueces fritas y todos los ingredientes restantes, excepto el queso y las hojas de cilantro. Cubra con una tapa. Cocine a fuego lento durante 5 minutos.
- Adorne con el queso y las hojas de cilantro. Servir caliente.

Daikon deja Bhaaji

Para 4 personas

Ingredientes

2 cucharadas de aceite vegetal refinado

¼ de cucharadita de comino molido

2 chiles rojos, partidos en trozos

Pizca de asafétida

400 g / 14 oz de hojas de daikon*, Cortado

300g / 10oz de chana dhal*, remojado durante 1 hora

1 cucharadita de azúcar moreno*, rallado

¼ de cucharadita de cúrcuma

Sal al gusto

Método

- Calentar el aceite en una cacerola. Agrega el comino, los chiles rojos y la asafétida.
- Déjelos chisporrotear durante 15 segundos. Agrega los ingredientes restantes. Mezclar bien. Cocine a fuego lento durante 10-15 minutos. Servir caliente.

Chhole Aloo

(Curry de garbanzos y patatas)

Para 4 personas

Ingredientes

500 g / 1 lb 2 oz de garbanzos, remojados durante la noche

Pizca de bicarbonato de sodio

Sal al gusto

1 litro / 1¾ pintas de agua

3 cucharadas de ghee

Raíz de jengibre de 2,5 cm / 1 pulgada, en juliana

2 cebollas grandes, ralladas, más 1 cebolla pequeña, en rodajas

2 tomates, cortados en cubitos

1 cucharadita de garam masala

1 cucharadita de comino molido, tostado en seco

½ cucharadita de cardamomo verde molido

½ cucharadita de cúrcuma

2 papas grandes, hervidas y cortadas en cubitos

2 cucharaditas de pasta de tamarindo

1 cucharada de hojas de cilantro picadas

Método

- Cuece los garbanzos con el bicarbonato de sodio, sal y agua en un cazo a fuego medio durante 45 minutos. Escurrir y reservar.
- Calentar el ghee en una cacerola. Agrega el jengibre y la cebolla rallada. Freír hasta que esté transparente. Agregue los ingredientes restantes, excepto las hojas de cilantro y la cebolla en rodajas. Mezclar bien. Agrega los garbanzos y cocina por 7-8 minutos.
- Adorne con las hojas de cilantro y la cebolla en rodajas. Servir caliente.

Curry de maní

Para 4 personas

Ingredientes

1 cucharadita de semillas de amapola

1 cucharadita de semillas de cilantro

1 cucharadita de semillas de comino

2 chiles rojos

25 g / escasa 1 oz de coco fresco rallado

3 cucharadas de ghee

2 cebollas pequeñas, ralladas

900g / 2lb de cacahuetes, machacados

1 cucharadita de amchoor*

½ cucharadita de cúrcuma

1 tomate grande, escaldado y picado

2 cucharaditas de azúcar moreno*, rallado

500ml / 16fl oz de agua

Sal al gusto

15 g / ½ oz de hojas de cilantro, picadas

Método

- Muela las semillas de amapola, semillas de cilantro, semillas de comino, guindillas rojas y coco hasta obtener una pasta fina. Dejar de lado.
- Calentar el ghee en una cacerola. Agrega las cebollas. Freír hasta que esté transparente.
- Agrega la pasta molida y el resto de ingredientes, excepto las hojas de cilantro. Mezclar bien. Cocine a fuego lento durante 7-8 minutos.
- Adorna con las hojas de cilantro. Servir caliente.

Frijoles Upkari

(Frijoles con Coco)

Para 4 personas

Ingredientes

1 cucharada de aceite vegetal refinado

½ cucharadita de semillas de mostaza

½ cucharadita de urad dhal*

2-3 chiles rojos, rotos

500g / 1lb 2oz de frijoles franceses, picados

1 cucharadita de azúcar moreno*, rallado

Sal al gusto

25 g / escasa 1 oz de coco fresco rallado

Método

- Calentar el aceite en una cacerola. Agrega las semillas de mostaza. Déjelos chisporrotear durante 15 segundos.
- Agrega el dhal. Freír hasta que se doren. Agrega los ingredientes restantes, excepto el coco. Mezclar bien. Cocine a fuego lento durante 8-10 minutos.
- Decora con el coco. Servir caliente.

Karatey Ambadey

(Curry de calabaza amarga y mango inmaduro)

Para 4 personas

Ingredientes

250g / 9oz de calabaza amarga*, rebanado

Sal al gusto

60 g / 2 oz de azúcar moreno*, rallado

1 cucharadita de aceite vegetal refinado

4 chiles rojos secos

1 cucharadita de urad dhal*

1 cucharadita de semillas de fenogreco

2 cucharaditas de semillas de cilantro

50g / 1¾oz de coco fresco rallado

¼ de cucharadita de cúrcuma

4 mangos pequeños verdes

Método

- Frote los trozos de calabaza amarga con sal. Dejar reposar durante una hora.
- Exprime el agua de los trozos de calabaza. Cocínelos en una cacerola con el azúcar moreno a fuego medio durante 4-5 minutos. Dejar de lado.
- Calentar el aceite en una cacerola. Agrega los chiles rojos, el dhal, el fenogreco y las semillas de cilantro. Freír por un minuto. Agrega la calabaza amarga y los ingredientes restantes. Mezclar bien. Cocine a fuego lento durante 4-5 minutos. Servir caliente.

Kadhai Paneer

(Paneer picante)

Para 4 personas

Ingredientes

2 cucharadas de aceite vegetal refinado

1 cebolla grande, en rodajas

3 pimientos verdes grandes, finamente picados

500g / 1lb 2oz paneer*, picado en trozos de 2,5 cm

1 tomate, finamente picado

¼ de cucharadita de cilantro molido, tostado en seco

Sal al gusto

10 g / ¼ oz de hojas de cilantro, picadas

Método

- Calentar el aceite en una cacerola. Agrega la cebolla y los pimientos. Freír a fuego medio durante 2-3 minutos.
- Agrega los ingredientes restantes, excepto las hojas de cilantro. Mezclar bien. Cocine a fuego lento durante 5 minutos. Adorna con las hojas de cilantro. Servir caliente.

Kathirikkai Vangi

(Curry de berenjena del sur de la India)

Para 4 personas

Ingredientes

150g / 5½ oz masoor dhal*

Sal al gusto

¼ de cucharadita de cúrcuma

500ml / 16fl oz de agua

250 g / 9 oz de berenjenas finas, en rodajas

1 cucharadita de aceite vegetal refinado

¼ de cucharadita de semillas de mostaza

1 cucharadita de pasta de tamarindo

8-10 hojas de curry

1 cucharadita de sambhar en polvo*

Método

- Mezclar el masoor dhal con sal, una pizca de cúrcuma y la mitad del agua. Cocine en una cacerola a fuego medio durante 40 minutos. Dejar de lado.
- Cocina las berenjenas con sal y la cúrcuma restante y el agua en otra cacerola a fuego medio durante 20 minutos. Dejar de lado.
- Calentar el aceite en una cacerola. Agrega las semillas de mostaza. Déjelos chisporrotear durante 15 segundos. Agrega el resto de ingredientes, el dhal y la berenjena. Mezclar bien. Cocine a fuego lento durante 6-7 minutos. Servir caliente.

Pitla

(Curry de harina de gramo picante)

Para 4 personas

Ingredientes

250 g / 9 oz de besan*

500ml / 16fl oz de agua

2 cucharadas de aceite vegetal refinado

¼ de cucharadita de semillas de mostaza

2 cebollas grandes, finamente picadas

6 dientes de ajo machacados

2 cucharadas de pasta de tamarindo

1 cucharadita de garam masala

Sal al gusto

1 cucharada de hojas de cilantro picadas

Método

- Mezclar el besan y el agua. Dejar de lado.
- Calentar el aceite en una cacerola. Agrega las semillas de mostaza. Déjelos chisporrotear durante 15 segundos. Agrega las cebollas y el ajo. Freír hasta que las cebollas estén doradas.
- Agrega la pasta de besan. Cocine a fuego lento hasta que empiece a hervir.
- Agrega los ingredientes restantes. Cocine a fuego lento durante 5 minutos. Servir caliente.

Coliflor Masala

Para 4 personas

Ingredientes

1 coliflor grande, sancochada en agua con sal

3 cucharadas de aceite vegetal refinado

2 cucharadas de hojas de cilantro finamente picadas

1 cucharadita de cilantro molido

½ cucharadita de comino molido

¼ de cucharadita de jengibre molido

Sal al gusto

120ml / 4fl oz de agua

Para la salsa:

200 g / 7 oz de yogur

1 cucharada de besan*, tostado en seco

¾ cucharadita de chile en polvo

Método

- Escurre la coliflor y córtala en floretes.
- Caliente 2 cucharadas de aceite en una sartén. Agrega la coliflor y fríelo a fuego medio hasta que se dore. Dejar de lado.
- Mezcle todos los ingredientes de la salsa.
- Caliente 1 cucharada de aceite en una cacerola y agregue esta mezcla. Freír por un minuto.
- Cubra con una tapa y cocine a fuego lento durante 8-10 minutos.
- Agrega la coliflor. Mezclar bien. Cocine a fuego lento durante 5 minutos.
- Adorna con las hojas de cilantro. Servir caliente.

Shukna Kacha Pepe

(Curry de papaya verde)

Para 4 personas

Ingredientes

150g / 5½ oz de chana dhal*, remojado durante la noche, escurrido y molido hasta obtener una pasta

3 cucharadas de aceite vegetal refinado más para freír

2 chiles rojos secos enteros

½ cucharadita de semillas de fenogreco

½ cucharadita de semillas de mostaza

1 papaya verde, pelada y rallada

1 cucharadita de cúrcuma

1 cucharada de azúcar

Sal al gusto

Método

- Divida la pasta dhal en bolas del tamaño de una nuez. Aplanar en discos delgados.
- Calentar el aceite para freír en una sartén. Agrega los discos. Freír a fuego medio hasta que se doren. Escurrir y romper en trozos pequeños. Dejar de lado.
- Calentar el aceite restante en una cacerola. Agrega las guindillas, el fenogreco y las semillas de mostaza. Déjelos chisporrotear durante 15 segundos.
- Agrega los ingredientes restantes. Mezclar bien. Cubra con una tapa y cocine a fuego lento durante 8-10 minutos. Agrega las piezas de dhal. Mezclar bien y servir.

Okra seco

Para 4 personas

Ingredientes

3 cucharadas de aceite de mostaza

½ cucharadita de semillas de kalonji*

750g / 1lb 10oz okra, cortado longitudinalmente

Sal al gusto

½ cucharadita de chile en polvo

½ cucharadita de cúrcuma

2 cucharaditas de azúcar

3 cucharaditas de mostaza molida

1 cucharada de pasta de tamarindo

Método

- Calentar el aceite en una cacerola. Freír las semillas de cebolla y la okra durante 5 minutos.
- Agrega la sal, la guindilla en polvo, la cúrcuma y el azúcar. Cubra con una tapa. Cocine a fuego lento durante 10 minutos.
- Agrega los ingredientes restantes. Mezclar bien. Cocine por 2-3 minutos. Servir caliente.

Coliflor Moghlai

Para 4 personas

Ingredientes

Jengibre de raíz de 5 cm / 2 pulgadas

2 cucharaditas de semillas de comino

6-7 granos de pimienta negra

500 g / 1 libra 2 oz de cogollos de coliflor

Sal al gusto

2 cucharadas de ghee

2 hojas de laurel

200 g / 7 oz de yogur

500ml / 16fl oz de leche de coco

1 cucharadita de azucar

Método

- Muele el jengibre, las semillas de comino y los granos de pimienta hasta obtener una pasta fina.
- Marina los floretes de coliflor con esta pasta y sal durante 20 minutos.
- Calentar el ghee en una sartén. Agrega los floretes. Freír hasta que se doren. Agrega los ingredientes restantes. Mezclar bien. Cubra con una tapa y cocine a fuego lento durante 7-8 minutos. Servir caliente.

Bhapa Shorshe Baingan

(Berenjena en Salsa de Mostaza)

Para 4 personas

Ingredientes

2 berenjenas largas

Sal al gusto

¼ de cucharadita de cúrcuma

3 cucharadas de aceite vegetal refinado

3 cucharadas de aceite de mostaza

2-3 cucharadas de mostaza preparada

1 cucharada de hojas de cilantro finamente picadas

1-2 chiles verdes finamente picados

Método

- Corta cada berenjena a lo largo en 8-12 trozos. Deje marinar con la sal y la cúrcuma durante 5 minutos.
- Calentar el aceite en una cacerola. Agrega las rodajas de berenjena y cubre con una tapa. Cocine a fuego medio durante 3-4 minutos, volteando de vez en cuando.
- Batir el aceite de mostaza con la mostaza ya preparada y añadir a las berenjenas. Mezclar bien. Cocine a fuego medio por un minuto.
- Adorne con las hojas de cilantro y los chiles verdes. Servir caliente.

Verduras al horno en salsa picante

Para 4 personas

Ingredientes

2 cucharadas de mantequilla

4 dientes de ajo finamente picados

1 cebolla grande, finamente picada

1 cucharada de harina blanca normal

200 g / 7 oz de verduras mixtas congeladas

Sal al gusto

1 cucharadita de chile en polvo

1 cucharadita de pasta de mostaza

250 ml de salsa de tomate

4 papas grandes, hervidas y en rodajas

250ml / 8fl oz de salsa blanca

4 cucharadas de queso cheddar rallado

Método

- Calentar la mantequilla en una cacerola. Agrega el ajo y la cebolla. Freír hasta que esté transparente. Agrega la harina y sofríe por un minuto.
- Agrega las verduras, la sal, la guindilla en polvo, la pasta de mostaza y el ketchup. Cocine a fuego medio durante 4-5 minutos. Dejar de lado.
- Engrasar un molde para hornear. Acomoda la mezcla de verduras y las papas en capas alternas. Vierta la salsa blanca y el queso por encima.
- Hornee en un horno a 200 ° C (400 ° F, Gas Mark 6) durante 20 minutos. Servir caliente.

Tofu sabroso

Para 4 personas

Ingredientes

2 cucharadas de aceite vegetal refinado

3 cebollas pequeñas, ralladas

1 cucharadita de pasta de jengibre

1 cucharadita de pasta de ajo

3 tomates, en puré

50 g / 1¾oz de yogur griego, batido

400 g / 14 oz de tofu, picado en trozos de 2,5 cm / 1 pulgada

25g / escasa 1 oz de hojas de cilantro, finamente picadas

Sal al gusto

Método

- Calentar el aceite en una cacerola. Agrega las cebollas, la pasta de jengibre y la pasta de ajo. Sofreír durante 5 minutos a fuego medio.
- Agrega los ingredientes restantes. Mezclar bien. Cocine a fuego lento durante 3-4 minutos. Servir caliente.

Aloo Baingan

(Curry de patata y berenjena)

Para 4 personas

Ingredientes

3 cucharadas de aceite vegetal refinado

1 cucharadita de semillas de mostaza

½ cucharadita de asafétida

Jengibre de raíz de 1 cm / ½ pulgada, finamente picado

4 chiles verdes, cortados a lo largo

10 dientes de ajo finamente picados

6 hojas de curry

½ cucharadita de cúrcuma

3 papas grandes, hervidas y cortadas en cubitos

250g / 9oz de berenjenas, picadas

½ cucharadita de amchoor*

Sal al gusto

Método

- Calentar el aceite en una cacerola. Agrega las semillas de mostaza y la asafétida. Déjelos chisporrotear durante 15 segundos.
- Agrega el jengibre, los chiles verdes, el ajo y las hojas de curry. Freír durante 1 minuto, revolviendo continuamente.
- Agrega los ingredientes restantes. Mezclar bien. Cubra con una tapa y cocine a fuego lento durante 10-12 minutos. Servir caliente.

Curry de guisantes dulces

Para 4 personas

Ingredientes

500 g / 1 lb 2 oz de guisantes dulces

2 cucharadas de aceite vegetal refinado

1 cucharadita de pasta de jengibre

1 cebolla grande, finamente picada

2 papas grandes, peladas y cortadas en cubitos

½ cucharadita de cúrcuma

½ cucharadita de garam masala

½ cucharadita de chile en polvo

1 cucharadita de azucar

2 tomates grandes, cortados en cubitos

Sal al gusto

Método

- Pele los hilos de los bordes de las vainas de guisantes. Pica las vainas. Dejar de lado.
- Calentar el aceite en una cacerola. Agrega la pasta de jengibre y la cebolla. Freír hasta que esté transparente. Agregue los ingredientes restantes y las vainas. Mezclar bien. Cubra con una tapa y cocine a fuego lento durante 7-8 minutos. Servir caliente.

Curry de calabaza y patata

Para 4 personas

Ingredientes

2 cucharadas de aceite vegetal refinado

1 cucharadita de panch phoron*

Pizca de asafétida

1 guindilla roja seca, cortada en trozos

1 hoja de laurel

4 papas grandes, cortadas en cubitos

200 g / 7 oz de calabaza, cortada en cubitos

½ cucharadita de pasta de jengibre

½ cucharadita de pasta de ajo

1 cucharadita de comino molido

1 cucharadita de cilantro molido

¼ de cucharadita de cúrcuma

½ cucharadita de garam masala

1 cucharadita de amchoor*

500ml / 16fl oz de agua

Sal al gusto

Método

- Calentar el aceite en una cacerola. Agrega el panch foron. Déjelos chisporrotear durante 15 segundos.
- Agrega la asafétida, los trozos de guindilla roja y la hoja de laurel. Freír por un minuto.
- Agrega los ingredientes restantes. Mezclar bien. Cocine a fuego lento durante 10-12 minutos. Servir caliente.

Egg Thoran

(Huevo revuelto picante)

Para 4 personas

Ingredientes

60ml / 2fl oz de aceite vegetal refinado

¼ de cucharadita de semillas de mostaza

2 cebollas finamente picadas

1 tomate grande, finamente picado

1 cucharadita de pimienta negra recién molida

Sal al gusto

4 huevos batidos

25 g / escasa 1 oz de coco fresco rallado

50g / 1¾oz de hojas de cilantro, picadas

Método

- Calentar el aceite en una cacerola y freír las semillas de mostaza. Déjelos chisporrotear durante 15 segundos. Agrega las cebollas y sofríe hasta que se doren. Agrega el tomate, la pimienta y la sal. Freír durante 2-3 minutos.
- Agrega los huevos. Cocine a fuego lento, revolviendo continuamente.
- Decora con las hojas de coco y cilantro. Servir caliente.

Baingan Lajawab

(Berenjena con Coliflor)

Para 4 personas

Ingredientes

4 berenjenas grandes

2 cucharadas de aceite vegetal refinado más extra para freír

1 cucharadita de semillas de comino

½ cucharadita de cúrcuma

Jengibre de raíz de 2,5 cm / 1 pulgada, molido

2 chiles verdes finamente picados

1 cucharadita de amchoor*

Sal al gusto

100 g / 3½ oz de guisantes congelados

Método

- Corta cada berenjena a lo largo y saca la pulpa.
- Calentar el aceite. Agrega las cáscaras de berenjena. Freír durante 2 minutos. Dejar de lado.
- Caliente 2 cucharadas de aceite en una cacerola. Agrega las semillas de comino y la cúrcuma. Déjelos chisporrotear durante 15 segundos. Agrega el resto de los ingredientes y la pulpa de la berenjena. Triturar ligeramente y cocinar a fuego lento durante 5 minutos.
- Rellena con cuidado las cáscaras de berenjena con esta mezcla. Ase durante 3-4 minutos. Servir caliente.

Veggie Bahar

(Verduras en salsa de nueces)

Para 4 personas

Ingredientes

3 cucharadas de aceite vegetal refinado

1 cebolla grande, finamente picada

2 tomates grandes, finamente picados

1 cucharadita de pasta de jengibre

1 cucharadita de pasta de ajo

20 nueces de anacardo, molidas

2 cucharadas de nueces molidas

2 cucharadas de semillas de amapola

200 g / 7 oz de yogur

100 g / 3½ oz de verduras mixtas congeladas

1 cucharadita de garam masala

Sal al gusto

Método

- Calentar el aceite en una cacerola. Agrega la cebolla. Freír a fuego medio hasta que se doren. Agregue los tomates, la pasta de jengibre, la pasta de ajo, los anacardos, las nueces y las semillas de amapola. Freír durante 3-4 minutos.
- Agrega los ingredientes restantes. Cocine durante 7-8 minutos. Servir caliente.

Verduras Rellenas

Para 4 personas

Ingredientes

4 patatas pequeñas

100g / 3½ oz de quimbombó

4 berenjenas pequeñas

4 cucharadas de aceite vegetal refinado

½ cucharadita de semillas de mostaza

Pizca de asafétida

Para el llenado:

250 g / 9 oz de besan*

1 cucharadita de cilantro molido

1 cucharadita de comino molido

½ cucharadita de cúrcuma

1 cucharadita de chile en polvo

1 cucharadita de garam masala

Sal al gusto

Método

- Mezcle todos los ingredientes del relleno. Dejar de lado.
- Cortar las patatas, la okra y las berenjenas. Rellenar con el relleno. Dejar de lado.
- Calentar el aceite en una cacerola. Agrega las semillas de mostaza y la asafétida. Déjelos chisporrotear durante 15 segundos. Agrega las verduras rellenas. Cubra con una tapa y cocine a fuego lento durante 8-10 minutos. Servir caliente.

Singhi Aloo

(Baquetas con patatas)

Para 4 personas

Ingredientes

5 cucharadas de aceite vegetal refinado

3 cebollas pequeñas, finamente picadas

3 chiles verdes finamente picados

2 tomates grandes, finamente picados

2 cucharaditas de cilantro molido

Sal al gusto

5 baquetas indias*, picado en trozos de 7,5 cm

2 papas grandes, picadas

360ml / 12fl oz de agua

Método

- Calentar el aceite en una cacerola. Agrega las cebollas y los chiles. Fríelos a fuego lento durante un minuto.
- Agrega los tomates, el cilantro molido y la sal. Freír durante 2-3 minutos.
- Agrega las baquetas, las patatas y el agua. Mezclar bien. Cocine a fuego lento durante 10-12 minutos. Servir caliente.

Curry sindhi

Para 4 personas

Ingredientes

150g / 5½ oz masoor dhal*

Sal al gusto

1 litro / 1¾ pintas de agua

4 tomates, finamente picados

5 cucharadas de aceite vegetal refinado

½ cucharadita de semillas de comino

¼ de cucharadita de semillas de fenogreco

8 hojas de curry

3 chiles verdes, cortados a lo largo

¼ de cucharadita de asafétida

4 cucharadas de besan*

½ cucharadita de chile en polvo

½ cucharadita de cúrcuma

8 okras, hendidura longitudinal

10 frijoles franceses, cortados en cubitos

6-7 kokum*

1 zanahoria grande, cortada en juliana

1 papa grande, cortada en cubitos

Método

- Mezclar el dhal con la sal y el agua. Cocina esta mezcla en una cacerola a fuego medio durante 45 minutos, revolviendo de vez en cuando.
- Agregue los tomates y cocine a fuego lento durante 7-8 minutos. Dejar de lado.
- Calentar el aceite en una cacerola. Agregue el comino y las semillas de fenogreco, las hojas de curry, los chiles verdes y la asafétida. Déjalos chisporrotear durante 30 segundos.
- Agrega el besan. Freír por un minuto, revolviendo constantemente.
- Agregue los ingredientes restantes y la mezcla de dhal. Mezclar bien. Cocine a fuego lento durante 10 minutos. Servir caliente.

Gulnar Kofta

(Bolas de paneer en espinacas)

Para 4 personas

Ingredientes

150g / 5½ oz de frutos secos mixtos

200 g / 7 oz de khoya*

4 papas grandes, hervidas y machacadas

150g / 5½ oz paneer*, desmenuzado

100 g / 3½ oz de queso cheddar

2 cucharaditas de harina de maíz

Aceite vegetal refinado para freír

2 cucharaditas de mantequilla

100g / 3½ oz de espinacas finamente picadas

1 cucharadita de nata

Sal al gusto

Para la mezcla de especias:

2 dientes

1 cm de canela

3 granos de pimienta negra

Método

- Mezclar los frutos secos con el khoya. Dejar de lado.
- Muele todos los ingredientes de la mezcla de especias. Dejar de lado.
- Mezclar las patatas, el paneer, el queso y la maicena hasta formar una masa. Dividir la masa en bolas del tamaño de una nuez y aplanar en discos. Coloque una porción de la mezcla de fruta seca y khoya en cada disco y selle como una bolsa.
- Alise en bolas del tamaño de una nuez para hacer las koftas. Dejar de lado.
- Calentar el aceite en una sartén. Agrega las koftas y fríelas a fuego medio hasta que se doren. Escurrir y reservar en una fuente para servir.
- Calentar la mantequilla en una cacerola. Agregue la mezcla de especias molidas. Freír por un minuto.
- Agrega las espinacas y cocina por 2-3 minutos.
- Agrega la nata y la sal. Mezclar bien. Vierta esta mezcla sobre las koftas. Servir caliente.

Paneer Korma

(Curry rico en paneer)

Para 4 personas

Ingredientes

500g / 1lb 2oz paneer*

3 cucharadas de aceite vegetal refinado

1 cebolla grande picada

Raíz de jengibre de 2,5 cm / 1 pulgada, en juliana

8 dientes de ajo machacados

2 chiles verdes finamente picados

1 tomate grande, finamente picado

¼ de cucharadita de cúrcuma

½ cucharadita de cilantro molido

½ cucharadita de comino molido

1 cucharadita de chile en polvo

½ cucharadita de garam masala

125 g / 4½ oz de yogur

Sal al gusto

250ml / 8fl oz de agua

2 cucharadas de hojas de cilantro finamente picadas

Método

- Rallar la mitad del paneer y picar el resto en trozos de 2,5 cm.
- Calentar el aceite en una sartén. Agrega las piezas de paneer. Fríelos a fuego medio hasta que se doren. Escurrir y reservar.
- En el mismo aceite, sofreír la cebolla, el jengibre, el ajo y los chiles verdes a fuego medio durante 2-3 minutos.
- Agrega el tomate. Freír durante 2 minutos.
- Agregue la cúrcuma, el cilantro molido, el comino molido, el chile en polvo y el garam masala. Mezclar bien. Freír durante 2-3 minutos.
- Agrega el yogur, la sal y el agua. Mezclar bien. Cocine a fuego lento durante 8-10 minutos.
- Agrega los trozos de paneer fritos. Mezclar bien. Cocine a fuego lento durante 5 minutos.
- Decorar con el paneer rallado y las hojas de cilantro. Servir caliente.

Patatas Chutney

Para 4 personas

Ingredientes

100 g / 3½ oz de hojas de cilantro, finamente picadas

4 chiles verdes

2,5 cm / 1 pulgada de raíz de jengibre

7 dientes de ajo

25 g / escasa 1 oz de coco fresco rallado

1 cucharada de jugo de limón

1 cucharadita de semillas de comino

1 cucharadita de semillas de cilantro

½ cucharadita de cúrcuma

½ cucharadita de chile en polvo

Sal al gusto

750g / 1lb 10oz papas grandes, peladas y picadas en discos

4 cucharadas de aceite vegetal refinado

¼ de cucharadita de semillas de mostaza

Método

- Mezcle las hojas de cilantro, los chiles verdes, el jengibre, el ajo, el coco, el jugo de limón, el comino y las semillas de cilantro. Muele esta mezcla hasta obtener una pasta fina.
- Mezclar esta pasta con la cúrcuma, la guindilla en polvo y la sal.
- Marine las patatas con esta mezcla durante 30 minutos.
- Calentar el aceite en una cacerola. Agrega las semillas de mostaza. Déjelos chisporrotear durante 15 segundos.
- Agrega las papas. Cocínelos a fuego lento durante 8-10 minutos, revolviendo de vez en cuando. Servir caliente.

Lobia

(Curry de guisantes de ojos negros)

Para 4 personas

Ingredientes

400 g / 14 oz de guisantes de ojo negro, remojados durante la noche

Pizca de bicarbonato de sodio

Sal al gusto

1,4 litros / 2½ pintas de agua

1 cebolla grande

4 dientes de ajo

3 cucharadas de ghee

2 cucharaditas de cilantro molido

1 cucharadita de comino molido

1 cucharadita de amchoor*

½ cucharadita de garam masala

½ cucharadita de chile en polvo

¼ de cucharadita de cúrcuma

2 tomates, cortados en cubitos

3 chiles verdes finamente picados

2 cucharadas de hojas de cilantro,

picado muy fino

Método

- Mezclar los guisantes de ojo negro con el bicarbonato de sodio, sal y 1,2 litros / 2 pintas de agua. Cocina esta mezcla en una cacerola a fuego medio durante 45 minutos. Escurrir y reservar.
- Moler la cebolla y el ajo hasta obtener una pasta.
- Calentar el ghee en una cacerola. Agrega la pasta y fríelo a fuego medio hasta que se dore.
- Agregue los guisantes de ojo negro cocidos, el agua restante y todos los ingredientes restantes, excepto las hojas de cilantro. Cocine a fuego lento durante 8-10 minutos.
- Adorna con las hojas de cilantro. Servir caliente.

Vegetal Khatta Meetha

(Verduras agridulces)

Para 4 personas

Ingredientes

1 cucharada de harina

1 cucharada de vinagre de malta

2 cucharadas de azúcar

50g / 1¾oz de repollo, finamente picado en tiras largas

1 pimiento verde grande, picado en tiras

1 zanahoria grande, picada en tiras

50g / 1¾oz de judías verdes, cortadas y picadas

100 g / 3½ oz de maíz tierno

1 cucharada de aceite vegetal refinado

½ cucharadita de pasta de jengibre

½ cucharadita de pasta de ajo

2-3 chiles verdes, finamente picados

4-5 cebolletas, finamente picadas

125 g / 4½ oz de puré de tomate

120 ml de salsa de tomate

Sal al gusto

10 g / ¼ oz de hojas de cilantro, finamente picadas

Método

- Mezclar la harina con el vinagre y el azúcar. Dejar de lado.
- Mezcle el repollo, el pimiento verde, la zanahoria, las judías verdes y el maíz tierno. Steam esta mezcla en una vaporera durante 10 minutos. Dejar de lado.
- Calentar el aceite en una cacerola. Agrega la pasta de jengibre, la pasta de ajo y las guindillas. Freír durante 30 segundos.
- Agrega las cebolletas. Freír durante 1-2 minutos.
- Agrega las verduras al vapor y el puré de tomate, la salsa de tomate y la sal. Cocine a fuego lento durante 5-6 minutos.
- Agrega la pasta de harina. Cocine por 3-4 minutos.
- Adorna con las hojas de cilantro. Servir caliente.

Dahiwale Chhole

(Garbanzos en salsa de yogur)

Para 4 personas

Ingredientes

500 g / 1 lb 2 oz de garbanzos, remojados durante la noche

Pizca de bicarbonato de sodio

Sal al gusto

1 litro / 1¾ pintas de agua

3 cucharadas de ghee

2 cebollas grandes, ralladas

1 cucharadita de jengibre rallado

150 g / 5½ oz de yogur

1 cucharadita de garam masala

1 cucharadita de comino molido, tostado en seco

½ cucharadita de chile en polvo

¼ de cucharadita de cúrcuma

1 cucharadita de amchoor*

½ cucharada de anacardos

½ cucharada de pasas

Método

- Mezclar los garbanzos con el bicarbonato de sodio, sal y agua. Cocina esta mezcla en una cacerola a fuego medio durante 45 minutos. Escurrir y reservar.
- Calentar el ghee en una cacerola. Agrega las cebollas y el jengibre. Fríelos a fuego medio hasta que las cebollas estén transparentes.
- Agrega los garbanzos y el resto de ingredientes, excepto los anacardos y las pasas. Mezclar bien. Cocine a fuego lento durante 7-8 minutos.
- Adorne con los anacardos y las pasas. Servir caliente.

Teekha Papad Bhaji*

(Plato picante de Poppadam)

Para 4 personas

Ingredientes

1 cucharada de aceite vegetal refinado

¼ de cucharadita de semillas de mostaza

¼ de cucharadita de semillas de comino

¼ de cucharadita de semillas de fenogreco

2 cucharaditas de cilantro molido

3 cucharaditas de azúcar

Sal al gusto

250ml / 8fl oz de agua

6 poppadams, partidos en pedazos

1 cucharada de hojas de cilantro picadas

Método

- Calentar el aceite en una cacerola. Agregue las semillas de mostaza, comino y fenogreco, cilantro molido, azúcar y sal. Déjalos chisporrotear durante 30 segundos. Agregue el agua y cocine a fuego lento durante 3-4 minutos.

- Agrega los trozos de poppadam. Cocine a fuego lento durante 5-7 minutos. Adorna con las hojas de cilantro. Servir caliente.